BEI GRIN MACHT SICH IHR WISSEN BEZAHLT

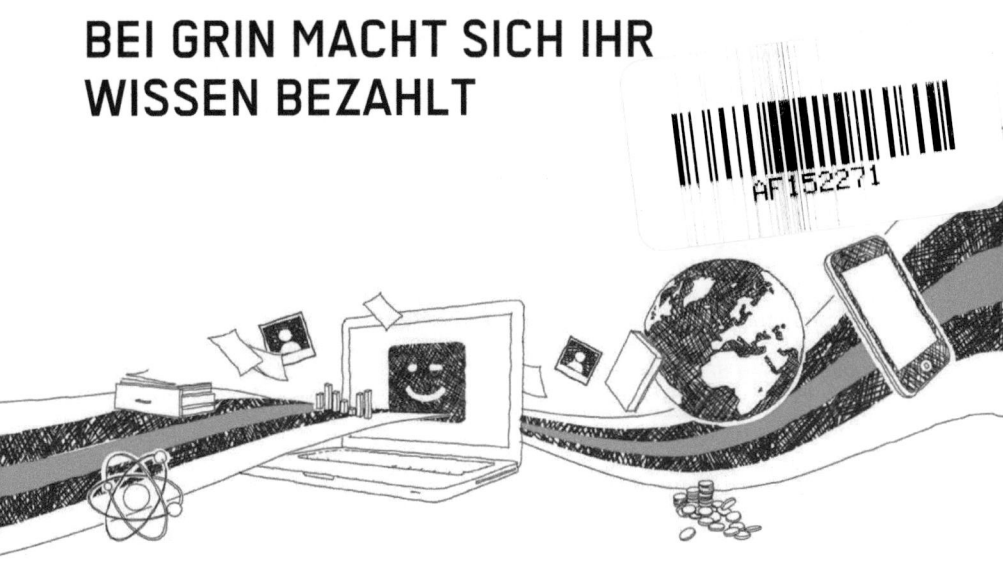

- Wir veröffentlichen Ihre Hausarbeit, Bachelor- und Masterarbeit

- Ihr eigenes eBook und Buch - weltweit in allen wichtigen Shops

- Verdienen Sie an jedem Verkauf

Jetzt bei www.GRIN.com hochladen
und kostenlos publizieren

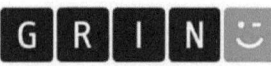

Bibliografische Information der Deutschen Nationalbibliothek:

Die Deutsche Bibliothek verzeichnet diese Publikation in der Deutschen National-
bibliografie; detaillierte bibliografische Daten sind im Internet über http://dnb.d-
nb.de/ abrufbar.

Impressum:

Copyright © 2010 GRIN Verlag, Open Publishing GmbH
Druck und Bindung: Books on Demand GmbH, Norderstedt Germany
ISBN: 9783640545278

Dieses Buch bei GRIN:

http://www.grin.com/de/e-book/143673/soziale-netzwerkanalyse-case-manager-
und-anwendung-der-sna

Djamila Endrulat

Soziale Netzwerkanalyse. Case Manager und Anwendung der SNA

GRIN Verlag

Social Network Analysis

vorgelegt von

Djamila Endrulat

Inhaltsverzeichnis

VERZEICHNIS DER ABKÜRZUNGEN

SNA   Soziale Netzwerkanalyse

SYMBOLVERZEICHNIS

<	kleiner als
=	gleich
>	größer als
Δ	Dichte eines Graphen
$\sum$	Summenoperator
$\neq$	ungleich
a_m	Faktorladung für Item m
E	Kante (edge/ edges)
G	Graph (graph)
i	Mitglied i

j	Mitglied j
k	Team
m	Item
$\max(z_{ijk})$	maximale Kommunikationsfrequenz zwischen 2 Teammitgliedern innerhalb eines Teams k
N	Knoten (nodes)
nh_{ik}	individuelle Netzwerkheterogenität des Teammitglieds i
NH_k	Netzwerkheterogenität des Teams k
N_k	Anzahl der Teammitglieder im Team k
P	Pfeil
p_{ijk}	Anteil der tatsächlichen Interaktionen des Mitglieds i zum Mitglied j des Teams k
r	Korrelation $[-1;1]$
SD	Standardabweichung
s_{mk}	Faktorwert, den Team k für das Item m besitzt
w_{ijk}	Gleichheitsgrad bezüglich der Organisationszugehörigkeitsdauer zwischen den Mitgliedern i und j des Teams k
z_{ijk}	berichtete Kommunikationsfrequenz zwischen i und j; $\epsilon \{0,1,2,3,4\}$
α	Irrtumswahrscheinlichkeit
β_1	Beziehung zwischen demografischer Diversität und Netzwerkheterogenität
β_2	Beziehung zwischen demografischer Diversität und Netzwerkdichte
δ	Produktivität
λ_1	Beziehung zwischen Netzwerkheterogenität und Produktivität δ
λ_2	Beziehung zwischen Netzwerkdichte und Produktivität δ
$\epsilon [0;1]$	Wertebereich von null bis eins
ϵ	Element von

1. EINLEITUNG

Die soziale Netzwerkanalyse (SNA) verkörpert eine strukturelle Analyse sozialer Beziehungen und stellt somit ein Instrument zur Erfassung sozialer Ressourcen und sozialen Kapitals dar. Die Anfänge der Netzwerkanalyse und der Netzwerktheorie können bis in das vorletzte Jahrhundert skizziert werden. Eine Reihe von vielfältigen Entwicklungslinien verschiedenster Forschungsfelder und Fachdisziplinen sind verwoben zur heutigen sozialen Netzwerkanalyse.[1] Die Analyse sozialer Netzwerke beinhaltet ein großes theoretisches Potential und findet eine vermehrte Anwendung in unterschiedlichsten Forschungsrichtungen.[2] Das Ziel dieser Arbeit ist die Darstellung der sozialen Netzwerkanalyse anhand ausgewählter Aspekte und Beispiele. Das einführende Kapitel legt den Fokus auf die soziale Netzwerkanalyse selbst. Neben einer Einführung und Definition werden die soziometrische Analyse und die Graphentheorie in den Vordergrund gestellt. Dabei finden insbesondere starke und schwache Verbindungen Erwähnung. Dies wird ergänzt mit den Erläuterungen über strukturelle Löcher und die Besonderheit der Brokerposition. Abschließend wird die Dichte als ausgewählte netzwerkanalytische Maßzahl vorgestellt. Vor diesem Hintergrund wird im nachfolgenden Kapitel die Funktion des Case Managers aus der Sicht der SNA betrachtet. Ein selbst entworfenes Beispiel bietet die Grundlage zur Anwendung der ausgewählten Aspekte der Netzwerkanalyse, unter anderem in Form der Berechnung der Dichte. Eine weitere Anwendungsmöglichkeit der SNA wird im Rahmen der Studie „Network, diversity, and productivity: The social capital of corporate R&D teams" von Reagans und Zuckerman geboten. Daher befasst sich ein Kapitel mit den Inhalten, Methoden und Ergebnissen dieser Studie. Den Abschluss bildet das Fazit, welches das theoretische Potential der SNA untermauert.

2. SOZIALE NETZWERKANALYSE (SNA)

2.1. Einführung und Definition

Die Soziale Netzwerkanalyse ist einerseits eine Theorieperspektive auf soziale Beziehungen und andererseits eine Methode zur Beschreibung und Analyse sozialer Netzwerke in Form eines Sets formaler Verfahren. Als interdisziplinär

---

[1] Vgl. Scott 2000, S. 8 ff.
[2] Vgl. Henning 2006, S. 29 ff.

verwendeter Ansatz dient die SNA der Untersuchung verschiedener Netzwerke in unterschiedlichen Forschungsdisziplinen. Soziale Netzwerke bilden dabei den Untersuchungsgegenstand.[3]

Im Allgemeinen wird unter sozialen Netzwerken ein Geflecht sozialer Beziehungen verstanden, bestehend aus einer definierten Menge von individuellen, kollektiven oder korporativen Akteuren.[4] Rein formal definiert stellt ein Netzwerk eine abgegrenzte Menge von Knoten und der zwischen ihnen verlaufenden Kanten dar. Diese Definition findet Orientierung an der graphischen Veranschaulichung von Netzwerken im Soziogramm oder im Graph (siehe).[5]

Ein soziales Netzwerk beinhaltet für seine Mitglieder verschiedene potentielle Ressourcen. Dabei soll das Augenmerk auf das Sozialkapital gerichtet werden, welches mit Hilfe der SNA erfasst werden kann.[6] Über eine exakte Definition von Sozialkapital ist man sich in der Literatur uneins.[7] Sozialkapital ist einerseits zu verstehen als eine bedeutende soziale Ressource innerhalb von Netzwerkbeziehungen (ressourcenorientierte Sichtweise) und anderseits als ein Aspekt der Sozialstruktur, welcher vielfältigere Handlungsoptionen auf der Ebene von Einzelakteuren, Akteursgruppen oder Gesellschaften ermöglicht (strukturelle Sichtweise).[8] Es gilt jedoch zu beachten, dass Interaktionen in sozialen Netzwerken nicht unbedingt zu Sozialkapital führen müssen, sondern unter Umständen auch zu einer sozialen Belastung (*social liability*) werden können.[9]

Ziel der SNA ist es, soziale Netzwerke abzubilden und zu analysieren, um aus diesen Resultaten neue Erkenntnisse in der Netzwerkforschung zu gewinnen.

---

[3] Vgl. Hass; Mützel 2008, S. 49.
[4] Vgl. Wasseman; Faust 1994, S. 17 ff.
[5] Vgl. Knoke; Yang 2008, S.8 ff.
[6] Vgl. Weber 2008, S. 24 f.
[7] Einen Überblick zahlreicher Definitionen präsentieren Adler und Kwon (2002, S.20 f.).
[8] Vgl. Gabbay; Leenders 2001, S. 2 ff.
[9] Vgl. Gabbay; Leenders 2001, S. 5 f.

2.2. Soziometrische Analyse und Graphentheorie

In der Netzwerkanalyse werden soziale Netzwerke typischerweise als Graphen, als Relationen oder als Soziomatrizen dargestellt.[10] Der Fokus dieser Arbeit liegt auf der Visualisierung sozialer Netzwerke anhand von Graphen.

Auf solche Graphen ist die mathematische Graphentheorie anwendbar.[11] Die wesentlichen Vorteile dieser Darstellungsform liegen in ihrer Einfachheit und Anwendungsbreite für die unterschiedlichsten Netzwerke. Die Hauptnachteile resultieren aus der fehlenden Möglichkeit zur Abbildung von Kausalbeziehungen sowie der mit der Netzwerkgröße steigenden Unübersichtlichkeit.

Soziogramme beruhen auf einer Konzeption sozialer Netzwerke als Graphen. Mathematisch ist ein Graph definiert als ein Paar G = (N, E) disjunkter Mengen, wobei E eine Teilmenge von $[N]^2$ ist. Die Elemente von E nennt man Kanten (*edges*), diese sind also 2-elementige Teilmengen von N.[12] Als Knoten (*nodes*) des Graphen G bezeichnet man die Elemente von N. Knoten verkörpern Akteure, diese wiederum können u.a. einzelne Individuen, Teams, Organisationen und Unternehmen repräsentieren.

Die Abbildung 1 zeigt einen Graphen auf N = {1,...,5} mit der Kantenmenge E= {{1,2}, {1,3}, {2,3}, {3,4}}. Alle Akteure außer dem Akteur 5 sind benachbart (adjazent). Der Akteur 5 ist unverbunden, da ihn weder ein direkter noch ein indirekter Weg mit den anderen Akteuren verbindet. Die Zahl der Akteure in der Nachbarschaft bezeichnen den Grad der Verbundenheit, den so genannten *Degree (of connection)*.[13] Eine Übersicht über die Grade der Verbundenheit der Akteure aus Abbildung 1 bietet die Tabelle 1.

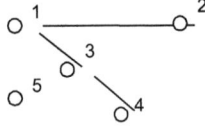

Akteur	1	2	3	4	5
Degree	2	2	3	1	0

Abbildung 1: Graph auf N = {1,...,5}

Tabelle 1: Grad der Verbundenheit (Degree)

Quelle: Eigene Darstellung

---

[10] Vgl. Trappmann; Hummell; Sodeur 2005, S. 13 ff.
[11] Vgl. Wassernan; Faust 1994, S. 93 ff.
[12] In Anlehnung an Jungnickel 2008, S. 2 ff.
[13] Vgl. Diestel 2006, S. 5.

Die zuvor beschriebene formale Definition eines Graphen lässt keine Aussage über die bildliche Darstellung zu. Die Anordnung der Knoten und die Darstellung der Linien im Soziogramm unterliegen keinen speziellen Regeln, sondern sollten in Hinblick auf Übersichtlichkeit und Zweckmäßigkeit abgebildet werden.[14]

Entscheidender in Soziogrammen ist das Muster der Beziehungen zwischen den Knoten, da dieses Merkmal Aufschluss über Nähe und Distanz gibt (siehe). Für jede Kante muss daher die Unterscheidung getroffen werden, ob es sich um eine symmetrische oder asymmetrische Beziehung handelt. Zum Bespiel ist dies bei der Ermittlung des Degrees zu beachten. Unter einer symmetrischen Beziehung versteht man eine gleichwertige, wechselseitige Interaktion zwischen zwei Akteuren. Zur Darstellung dieser Beziehungsform verwendet man ungerichtete Kanten in Form von Linien (siehe Abbildung 2, rechts). Asymmetrischen Beziehungen bezeichnen einseitig gerichtete Beziehung zwischen zwei Akteuren. In diesem Fall visualisiert man die gerichteten Kanten mit einseitigen Pfeilen (siehe Abbildung 2, links).

Abbildung 2: Gerichtete (links) und ungerichtete (rechts) Kanten
Quelle: Eigene Darstellung

Zusätzlich können den Kanten Werte zugewiesen werden. Solche bewerteten oder gewichteten Graphen besitzen, neben der Menge von Knoten und Kanten, eine der Kantenmenge gleich große Menge von Werten. Dies kann zusätzlich zur Angabe der Werte im Soziogramm auch durch verschiedene Linienstärken oder Farbtöne dargestellt werden.[15]

Ähnliches gilt für die Visualisierung von Informationen bei Knoten. Die Größe der Knoten eignet sich am besten für quantitative Attribute wie das Einkommen,

---

[14] Vgl. Diestel 2006, S. 2 ff.
[15] Vgl. Trappmann; Hummell; Sodeur 2005, S. 16.

Farbton und -sättigung ermöglichen die Darstellung von nominalen (z.B. Geschlecht) und ordinalen Informationen (z.B. Teamgröße).[16]

2.2.1. Starke und schwache Verbindungen

In der SNA wird der Fokus auf die Beziehungen zwischen den Akteuren gelegt. Eine bedeutende Rolle nimmt dabei die Stärke sozialer Beziehungen ein. Granovetter stieß in den 70er Jahren auf die Differenzierung zwischen starken und schwachen Beziehungen, wobei er die Rollenbeziehung zur Operationalisierung der Beziehungsstärke verwendete.[17] Private Beziehungen wie Freunde und Familie klassifizierte Granovetter als starke Beziehungen, sogenannte „strong ties", wo hingegen berufliche Beziehung „weak ties" repräsentierten. In der sozialen Netzwerkanalyse kann die Stärke von Beziehungen unterschiedlich operationalisiert werden. Weitere Operationalisierungen beinhalten die Kontakthäufigkeit oder die Enge der persönlichen Beziehungen.[18]

Die Abbildung 3 zeigt ein Netzwerk mit schwachen und starken Beziehungen, bestehend aus den dichten Netzwerkteilgruppen A, B und C. Die Netzwerkteilgruppe A ist beispielhaft eingekreist.[19]

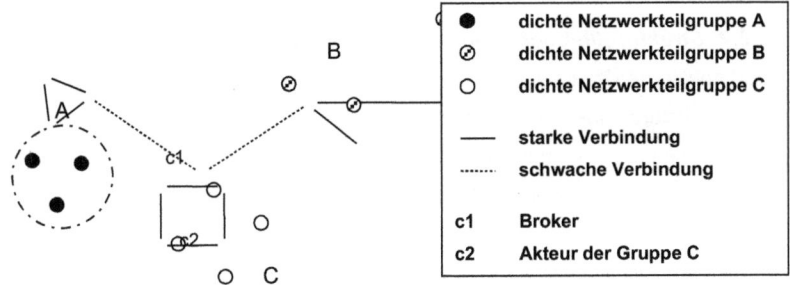

Abbildung 3: Netzwerk mit starken und schwachen Verbindungen

Quelle: Eigene Darstellung

Starke Beziehungen lassen sich als intensive, familiäre oder freundschaftliche Verknüpfungen beschreiben. In Abbildung 3 sind diese als durchgezogene Linien dargestellt. Sie gehen mit Solidarität sowie Vertrauen einher und bilden die

---

[16] Vgl. Pfeffer 2008, S. 234 f.
[17] Vgl. Granovetter 1973, S. 1360 ff.
[18] Vgl. Marsden 1990, S. 455 ff.; Wegener 1991, S. 60 f.; Fuchs 2006, S. 147.
[19] Auf einzelne Teilgruppen in Netzwerken wie beispielsweise Cliquen kann im Rahmen dieser Arbeit nicht weiter eingegangen werden.

Grundlage für sozialen Einfluss. Ein Akteur kann aufgrund des Zeitfaktors und der intensiven Kontaktpflege nur eine begrenzte Anzahl an starken Beziehungen besitzen, weshalb solche dichten Netzwerkteilgruppen oftmals durch ökonomische Pflege und soziale Schließung gekennzeichnet sind.[20] Auf diesem hohen Solidaritäts- und Hilfepotential der dichten Netzwerkteilgruppe basiert das Sozialkapital starker Beziehungen. Gleichzeitig herrscht eine starke soziale Kontrolle, die als soziale Belastung (*social liability*) empfunden werden kann.

Schwache Beziehungen, sogenannte „weak ties" sind hingegen eher lockere und weniger redundante Verbindungen. Diese sind daher in Abbildung 3 als gestrichelte Linien dargestellt. Sie liefern verschiedenartige, oftmals neue Informationen und Werte. Da „weak ties" auch die Überbrückung von größeren Distanzen in Netzwerken ermöglichen, nehmen sie in *„Mobilitäts-, Modernisierungs-, Innovations- und Diffusionsprozessen"* eine entscheidende Position ein.[21] Die Stärke schwacher Beziehungen liegt im Zugang zu sozialen Ressourcen außerhalb der eigenen, dichten Netzwerkteilgruppe. Ihnen kommt in Netzwerken oftmals eine wichtige Funktion zur Überbrückung struktureller Löcher zu.[22]

2.2.2. Strukturelle Löcher und Brokerpositionen

Burt erweiterte Granovetters Konzept der schwachen Beziehungen um den Begriff des „structural hole". Dabei sind nichtredundante Kontakte durch sogenannte strukturelle Löcher verbunden, welche durch Netzwerkkontakte überbrückt werden können.[23] In den meisten Fällen handelt es sich hierbei um „weak ties". Demnach erschließt sich nach Burt das Sozialkapital in Form struktureller Autonomie aus der Netzwerkposition eines Akteurs als Brückenverbindung zwischen verschiedenen dichten Netzwerkteilgruppen.

In Abbildung 3 verkörpert der Akteur c1 eine Brokerposition, die auch als Brücke oder cutpoint in der Netzwerktheorie bezeichnet wird. In dem gewählten Beispiel verbindet er als Broker über schwache Beziehungen die Netzwerkteilgruppen A und B miteinander, womit er eine strategische Position bezüglich der

---

[20] Vgl. Weyer 2000, S. 37 ff.
[21] Vgl. Jansen 2000, S. 39.
[22] Vgl. Burt 1992, S. 25 f.
[23] Vgl. Burt 1992, S. 18. Im Anschluss an Granovetter und Burt hat auch Krackhardt im Jahr 1999 die besondere Position schwacher Verbindungen in Netzwerken herausgestellt.

Informationsflüsse im Netzwerk einnimmt.[24] Einerseits erfährt er schneller vermehrt nicht redundante Informationen als andere, anderseits ist er in der Lage die Informationsweiterleitung gezielt zu beeinflussen. Diese strukturelle Macht des Akteurs ist abhängig von seiner eigenen Netzwerkposition, seinen eigenen Netzwerkbeziehungen und der Vernetzungsstruktur innerhalb des Netzwerks. Darüber hinaus erlangt er weitere unternehmerische Handlungspotentiale und kann den Zugang zu bestimmten Ressourcen kontrollieren (Gatekeeper).[25]

Neben diesen globalen „structural holes" existieren auch lokale strukturelle Löcher. Diese treten innerhalb von Netzwerkteilgruppen auf und sind gekennzeichnet durch eine schwache oder fehlende Verbindung zwischen den Netzwerkmitgliedern innerhalb der gleichen Teilgruppe.[26] Ein Beispiel dafür findet sich in der fehlenden Verbindung zwischen den Akteuren c1 und c2 in Abbildung 3. Nach Burt stellen strukturelle Löcher ein wesentliches Merkmal zur Beurteilung von Netzwerken dar.

2.3. Dichte als ausgewählte netzwerkanalytische Maßzahl

In der SNA differenziert man fünf verschiedene Analyseebenen: die Dyade, die Triade, das ego-zentrierte Netzwerk, die Gruppen innerhalb eines Netzwerks und das Gesamtnetzwerk. Bei der Betrachtung solcher Kollektive können analytische, strukturelle und globale Merkmale genutzt werden. Im Rahmen dieser Arbeit wird der Fokus auf das strukturelle Merkmal der *Dichte des Gesamtnetzwerks* gerichtet.[27]

Die Dichte eines Netzwerks stellt ein Maß für die Verbundenheit und Reziprozität der Akteure dar. Damit kann sie als Indikator für Solidaritäts- und Koordinationspotential von Sozialstrukturen verwendet werden.

Soziale Netzwerke können wie in Kapitel beschrieben als Graphen visualisiert werden. Die Dichte Δ eines Graphen ist definiert als Quotient aus der Anzahl der Kanten E und der Anzahl aller möglichen *ungeordneten* Paare unterschiedlicher Knoten N(N-1)/ 2.

---

[24] Vgl. Burt 2005, S. 17 ff.
[25] Vgl. Weyer 2000, S. 40.
[26] Vgl. Reagans; Zuckerman 2001, S. 504.
[27] Vgl. Jansen 1999, S. 50 ff.

$$\Delta = \frac{E}{\frac{N(N-1)}{2}} = \frac{2E}{N(N-1)} \quad \text{mit } \Delta \in [0;1]$$

Analog erfolgt dies für gerichtete Graphen. Die Dichte ist hierbei definiert als die Anzahl der Pfeile P dividiert durch die Anzahl aller möglichen *geordneten* Paare unterschiedlicher Knoten N(N-1).[28]

$$\Delta_{gerichtet} = \frac{E}{N(N-1)} \quad \text{mit } \Delta_{gerichtet} \in [0;1]$$

Allgemein lässt sich also formulieren, dass die Netzwerkdichte das Verhältnis der Zahl der im Netzwerk realisierten Beziehungen zur Zahl der möglichen Beziehungen darstellt. Je höher die Netzwerkdichte, desto höher ist die Anzahl redundanter Verbindungen. Ergänzend ist darauf hinzuweisen, dass bei ego-zentrierten Netzwerken oftmals die Dichte des Netzwerkes unter den Kontaktpersonen, den sogenannten Alteri, anstatt der Dichte des Gesamtnetzwerkes verwendet wird.[29] Die Dichte als kontinuierliche Variable besitzt einen Wertebereich von null bis eins, wobei Null eine Unverbundenheit und eins eine maximale Dichte bzw. Verbundenheit indiziert. Netzwerkdichten nahe eins treten eher selten und nur in kleinen Gruppen wie Cliquen auf. Die Literatur weist bezüglich der Benennung eines dichten Netzwerkes verschiedene Einteilungen der Dichtevariable auf. Schenk dichotomisierte die Dichtevariable bei einem Grenzwert von 0,5. Netzwerke mit einer Dichte über diesem Wert gelten somit als dicht.[30] Des weiteren hat sich die Zerlegung der Dichtevariablen in Drittel heraus kristallisiert. Werte kleiner 0,33 verweisen auf eine geringe, Werte zwischen 0,33 und 0,66 auf eine mittlere sowie Werte größer beziehungsweise gleich 0,66 auf eine hohe Dichte. Eine Schwäche der Interpretation der Dichte liegt im Fall unterschiedlicher Netzwerkgrößen vor, welche über den Nenner N(N-1) in das Dichtemaß mit einfließen und somit eine entscheidende Größe übernehmen.

---

[28] Vgl. Wasserman; Faust 1994, S. 101 f.
[29] Jansen (1999, S. 108 f.) beschreibt diese Variante zur Bestimmung der Dichte mit den damit einhergehenden Konsequenzen.
[30] Vgl. Schenk 1993, S. 256 ff.

3. CASE MANAGER AUS SICHT DER SNA

3.1. Definition Case Management und Kernfunktionen des Case Managers

Eine einheitliche Definition von Case Management ist in der Literatur nicht anzutreffen. Dies beruht unter anderem auf der historischen Entwicklung und den zahlreich differenzierten Einsatzgebieten des Case Managements. In dieser Arbeit wird das Einsatzgebiet auf das Gesundheitssystem limitiert, mit besonderer Betrachtung des Case Managers im Krankenhaus. Case Management wird als *„eine auf den Einzelfall ausgerichtete diskrete, d.h. von unterschiedlichen Personen und in diversen Settings anwendbare Methode zur Realisierung von Patientenorientierung und Patientenpartizipation sowie Ergebnisorientierung in komplexen und hochgradig arbeitsteiligen Sozial- und Gesundheitssystemen"* gesehen.[31] Wendt differenziert in Hinblick auf Ausrichtung und Funktion des Case Managements zwischen einem methodischen Konzept des Fallmanagements mit klientenorientierter Funktion sowie einem Konzept des Systemmanagements mit administrativer Funktion.[32] Klug spricht in diesem Zusammenhang auch von *Consumer-driven* und *System-driven Case Management.*[33]

Das Konzept des Fallmanagements dient zur Optimierung der Hilfe und Unterstützung im konkreten Fall (*case*). In diesem Ansatz stehen demnach die Klienten und ihre definierten Bedürfnisse im Mittelpunkt. Das Case Management nimmt eine Begleiter- und Steuerungsrolle zur Verbesserung des Netzwerks eines Klienten ein. Das Konzept des Systemmanagements stellt die Optimierung der inter- und intraorganisatorischen Versorgung zur besseren Kontrolle der Ressourcennutzung in den Vordergrund. Ein effektiveres Versorgungsmanagements soll durch die Initiierung und das Heranziehen von Netzwerken erreicht werden.

Neben der Gestaltung sozialer Netzwerke werden dem Case Manager die drei Kernfunktionen *Advocacy, Broker* und *Gate-Keeper* zugeschrieben.[34] Diese in Konkurrenz zueinander stehenden Kernfunktionen werden in den verschiedenen Konzepten des Case Managements in unterschiedlicher Gewichtung miteinander kombiniert.

---

[31] Ewers; Schaeffer 2000, S. 8.
[32] Vgl. Wendt 2002, S. 13.
[33] Vgl. Klug 2002, S. 45 f.
[34] Weiterführende Literatur zum Thema Gestaltung sozialer Netzwerke vgl. Moxley 1989, S. 107 ff.

Advocacy

Unter der Advocacy Funktion versteht man die Anwaltschaft und Fürsprache des Case Managers im Interesse eines Klienten oder Patienten. Es handelt sich um ein gezieltes, gemäß Vereinbarung mit dem Klienten, methodisches Vorgehen zur Durchsetzung seiner Belange und individuellen Bedürfnisse. Dabei steht der Case Manager beratend sowie unterstützend zur Seite.

Broker

Der Case Manager verkörpert als Broker eine zentrale Koordinationsinstanz zur Integration der verschiedenen Versorgungssystemelemente im Rahmen des patientenbezogenen Versorgungsplans. Zum Einen aufgrund der fehlenden Transparenz und unvollständig integrierten interdisziplinären Versorgung im deutschen Gesundheitssystem vonnöten. Zum Anderen verursachen die demografische Entwicklung und der Wertewandel der heutigen Gesellschaft ein mit dem Alter immer stärker ausdünnendes familiäres Netzwerk.[35] Als Broker stellt der Case Manager eine entscheidende Rolle bei der Gestaltung sozialer Netzwerke und der Versorgungskoordination auf Patientenebene dar.

Gate-Keeper

Als Gate-Keeper nimmt der Case Manager eine Schlüsselrolle im Versorgungsprozess zwischen dem Patienten auf der einen Seite und dem Versorgungssystem auf der anderen Seite ein. Er repräsentiert einen Zugangskontrolleur, welcher den Zugang zu Ressourcen und Diensten des Versorgungssystems managen soll. Die Idee basiert auf einer ökonomischen Begründung, da angesichts der knappen Ressourcen der Zugang zu Versorgungselementen reguliert werden muss, um den größtmöglichen Nutzen für das Gesundheitssystem zu erreichen. Damit legt der Case Manager fest, wann und ob bzw. welcher Patient die Leistungen eines Anbieters erhält.

Nach Wendt liegt der Fokus des Case Managements auf der Stärkung des klientenbezogenen Netzwerks, so dass der hilfsbedürftige Klient seine Lage bewältigen kann.[36] Dieses Netzwerk erstreckt sich in den drei Dimensionen der Selbstsorge (*self care*), der professionellen Fürsorge unter anderem durch

---

[35] Vgl. Brinkmann 2006, S. 3 ff.
[36] Vgl. Wendt 1995, S. 26 f.

Sozialdienste (*professional care*) und der informellen Unterstützung im eigenen Beziehungsnetzwerks (*mutual care*).[37] Alle drei Dimensionen sind bedeutend für die fünf Verlaufsfunktionen des Case Managements: Assessment, Planung, Durchführung, Kontrolle und Evaluation.

3.2. Anwendung ausgewählter Analyseverfahren der SNA

Für die Anwendung der vorgestellten soziometrischen Analyse und der Dichtebestimmung wird zunächst ein konkretes Beispiel konstruiert. Der Schwerpunkt liegt dabei auf dem Case Management im Krankenhaus, weil mit der Einführung der DRGs die Bedeutung einer effizienten und effektiven Steuerung medizinischer, Pflege- und Krankenhausprozesse stark zugenommen hat. Krankenhäuser sind durch die veränderte Finanzierungsart und den damit einhergehenden neuen ökonomischen Rahmenbedingungen genötigt, die medizinischen, pflegerischen und therapeutischen Abläufe zur Optimierung der Patientenversorgung zu vernetzen und die organisatorischen Prozesse daran anzulehnen. Dem Case Manager kommt damit die Aufgabe zu, neben der optimalen Koordination der internen Prozesse des Krankenhauses auch die optimale ambulante Versorgung der Patienten, besonders in Hinblick auf die verkürzten stationären Liegezeiten, zu organisieren. zeigt ein Soziogramm, das ein vereinfachtes, exemplarisches Netzwerk des Case Managements im Krankenhaus darstellt. Es wurde in Anlehnung an ein Netzwerk der Ratsuche entworfen.[38]

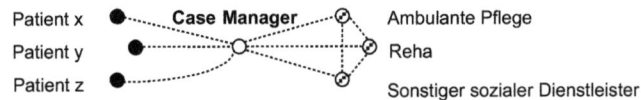

Abbildung 4: Soziogramm eines Case Management-Netzwerks im Krankenhaus

Quelle: Eigene Darstellung

Die Patienten x, y, z verdeutlichen das Konzept der strukturellen Äquivalenz. Sie nehmen alle eine ähnliche strukturelle Position im Netzwerk ein und repräsentieren hilfsbedürftige Patienten, welche den Rat und die Unterstützung eines Case Manager des Krankenhauses nutzen. Die Patienten sind

---

[37] Vgl. Moxley 1989, S. 18.
[38] Vgl. Burt 1992, S. 27 ff.; Weyer 2000, S. 50 f.

untereinander nicht verbunden, bilden jedoch mit ihrer strukturellen Äquivalenz trotz unterschiedlicher individueller Belange einen ähnlichen Informationswert und Prozessablauf für den Case Manager. Um die Komplexität des Beispiels zu limitieren, sind die Patienten nicht in ein informelles oder persönliches Netzwerk eingebunden.

Der Case Manager nimmt im Rahmen seiner drei Kernfunktionen eine Brokerposition im Netzwerk ein. Über schwache Beziehungen, welche nach Granovetter berufliche Beziehungen darstellen, ist er sowohl mit den Patienten als auch mit den gewählten Vertretern der ambulanten Versorgung verbunden. Er überbrückt damit ein strukturelles Loch im Versorgungssystem und erweitert gezielt das Netzwerk der Patienten. Eine ambulante Pflege, eine Reha-Einrichtung und ein weiterer sozialer Dienstleister stellen ausgewählte Komponenten der ambulanten Versorgung dar. Diese werden durch den Case Manager koordiniert und sind im Sinne der integrativen Versorgung miteinander verbunden.

Anhand des Patienten y der Abbildung 5 soll nun beispielhaft die Dichte des Gesamtnetzwerkes berechnet werden. Im Vergleich wird anschließend die Netzwerkdichte ohne Einbindung eines Case Managers berechnet.

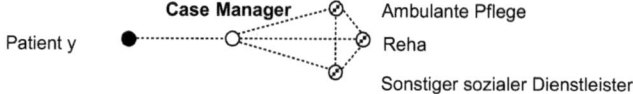

Abbildung 5: Netzwerk des Patienten y mit Case Manager

Quelle: Eigene Darstellung

Die Dichte berechnet sich nach der Formel (siehe):

$$\Delta = \frac{E}{\frac{N(N-1)}{2}} = \frac{2E}{N(N-1)} \quad \text{mit } \Delta \in [0;1]$$

Aus der Abbildung 5 ist ersichtlich, dass im ersten Beispiel sieben Kanten E und fünf Knoten N vorliegen. Daraus folgt:

$$\Delta = \frac{2E}{N(N-1)} = \frac{2*7}{5(5-1)} = \frac{14}{20} = 0,7 \quad \text{mit } \Delta \in [0;1]$$

Die Dichte beträgt 0,7 und verweist somit auf eine hohe Dichte des Gesamtnetzwerkes.

Die Abbildung 6 stellt ein Netzwerk des Patienten y ohne Einbindung eines Case Managers dar.

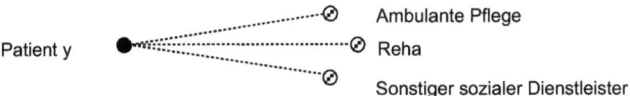

Patient y ⊘ Ambulante Pflege
⊘ Reha
⊘ Sonstiger sozialer Dienstleister

Abbildung 6: Netzwerk des Patienten y ohne Case Manager

Quelle: Eigene Darstellung

Die Berechnung der Dichte erfolgt analog. Hier liegen nur drei Kanten E und vier Knoten vor.

$$\Delta = \frac{2E}{N(N-1)} = \frac{2*3}{4(4-1)} = \frac{6}{12} = 0,5 \text{ mit } \Delta \in [0;1]$$

Der Dichtewert von 0,5 lässt auf eine mittlere Dichte schließen. Er liegt damit bereits unter der Dichte des Gesamtnetzwerkes mit Case Management. Da die Dichte als ein Indikator für das Koordinationspotential von Sozialstrukturen betrachtet werden kann, unterstreicht dies die Bedeutsamkeit des Case Managements im Gesundheitswesen. Es sollte betont werden, dass durch das Fehlen des Case Managers in der zweiten Beispielrechnung unterstützende Elemente wie Hilfestellungen, Informationsbeschaffung, Koordination und Abstimmung nicht in die Berechnung mit einfließen und bei der Interpretation des Ergebnisses eine zu beachtende Rolle spielen. Der Wert von 0,5 verweist zwar auf eine mittlere Dichte und indiziert folglich eine mittlere Koordination im Netzwerk, die jedoch alleine vom Patienten getragen wird.

3.3. Kritische Betrachtung

Das konstruierte Beispiel in Kapitel bildet eine vereinfachte und idealisierte Sichtweise des Case Managements ab. Burt stellt die Vorteile der Netzwerkstrukturen primär über structural holes und ihre Verbindung durch Broker dar.[39] Der Case Manager nimmt somit eine zentrale Schlüsselrolle ein. Er reguliert und kontrolliert den Informations- und Ressourcenfluss im Netzwerk, wodurch er

---

[39] Vgl. Burt 1992, S. 2 ff.

Informationsasymmetrien sowohl positiv als auch negativ beeinflussen kann.[40] Des weiteren spielen bei der Besetzung strategischer Brokerpositionen neben beruflichen Fähigkeiten und Möglichkeiten des Case Managers zur Umsetzung der in Konkurrenz zueinander stehenden Kernfunktionen die Initiierung und das Heranziehen eines professionellen Netzwerk eine bedeutende Rolle.

Darüber hinaus wurde nur die Dichte als ausgewählte Netzwerkeigenschaft herangezogen und exemplarisch berechnet. Weiter Netzwerkeigenschaften wie zum Beispiel die Größe eines Netzwerks, die Heterogenität oder die Qualität der Zusammensetzung finden keinerlei Berücksichtigung.

Das Case Management bietet ein gutes Exempel, um die Relevanz und das Potenzial von Netzwerken sowie die Bedeutung der SNA zu unterstreichen.

4. Anwendung der SNA im Rahmen der Studie von Reagans und Zuckerman

4.1. Vorstellung der Studie

Die SNA kann zur Analyse unterschiedlichster wirtschaftlicher Interaktionsarten genutzt werden. In der Studie „Network, diversity, and productivity: The social capital of corporate R&D teams" untersuchten Reagans und Zuckerman die Dichte und Heterogenität von Kommunikationsbeziehungen in Hinblick auf die Produktivität von 224 Forschungs- und Entwicklungsteams. Die Daten für die Analyse stammten aus einer Befragung des Forschungsprojekts über die Sozialstruktur von R&D Teams aus den Jahren 1985 bis 1986. Von den 2.285 befragten Teammitgliedern antworteten 2.077 Personen, womit die Antwortquote bei circa 91 Prozent lag. Die Teams erstreckten sich über 29 Unternehmen in den USA und deckten dabei sieben verschiedene Industriebranchen ab.[41] Innerhalb eines Unternehmens bestanden die Teams aus Mitgliedern verschiedener Bereiche. Die Teamgröße variierte zwischen drei und 34 Mitgliedern, der Durchschnittswert lag bei 10,2 Mitgliedern (SD=4,9 Mitgliedern). Die Teameinheiten bestanden zwischen sechs Monaten und 26 Jahren, wobei ein Durchschnittswert von 4,6 Jahren (SD=4,6 Jahre) und ein Median von drei Jahren anzutreffen war.[42]

---

[40] Vgl. Fuchs 2006, S. 156.
[41] Vgl. Reagans; Zuckerman 2001, S. 507.
[42] Vgl. Shenhav 1991, S. 55 f.

Die Netzwerkdaten wurden durch soziometrische Instrumente ermittelt. Alle Teammitglieder einschließlich der Teamleiter erhielten einen Befragungsbogen mit einer Liste aller Teammitglieder. Zur Beantwortung der Frage, wie oft jedes Teammitglied mit jedem anderen Mitglied kommuniziert, musste einer der fünf Punkte der Antwortskala von „never" bis „daily" angekreuzt werden. Neben dieser Messung der Kommunikationsbeziehungen wurde auch die Produktivität des Teams anhand einer Liste von elf verschiedenen Produkten durch den Teamleiter gemessen. Der Teamleiter musste dabei die Frage beantworten, wie viele der genannten Produkte sein Team in den letzten drei Jahren produziert hat.[43]

4.1.1. Kausalmodell und Hypothesen

Reagans und Zuckerman betteten ihr Konzept in das in Abbildung 7 dargestellte Kausalmodell ein. In diesem Zusammenhang erfolgt zunächst eine kurze Erklärung der wichtigsten Begriffe dieses Modells.

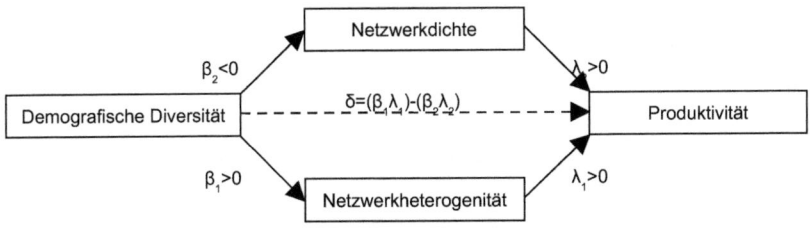

Abbildung 7: Kausalmodell in Anlehnung an Reagans/Zuckerman (2001, S. 507)

Die demografische Diversität beschreibt die Vielfältigkeit von Individuen in Gruppen anhand demografischer Variablen. Diese spannen sich nach Pelled über die zwei Dimension der Sichtbarkeit und Berufsbezogenheit auf. Merkmale wie Alter, Geschlecht, Ethnizität sind gegeben und direkt wahrnehmbar. Sie weisen eine geringe Berufsbezogenheit auf, wohingegen Organisationszugehörigkeitsdauer, Aus- und Weiterbildung sowie fachliche und funktionale Fähigkeiten Merkmale mit einem hohen beruflichen Bezug darstellen.[44] Reagans und Zuckerman fokussieren in ihrer Studie die Organisationszugehörigkeitsdauer als eine wichtige demografische Schlüsselvariable, ließen jedoch Merkmale wie Alter

---

[43] Vgl. Reagans; Zuckerman 2001, S. 507.
[44] Vgl. Pelled 1996, S. 617.

und Geschlecht außer Acht.[45] Die Netzwerkdichte wird in diesem Kontext beschrieben als die durchschnittliche Stärke der Beziehungen zwischen den Teammitgliedern. Unter der Netzwerkheterogenität versteht man das Ausmaß der Kommunikation zwischen Teammitgliedern, die eine unterschiedliche Organisationszugehörigkeitsdauer aufzeigten.[46] Die Produktivität wird in der Studie über elf Items abgebildet, welche von der Ausarbeitung von Arbeitspapieren in Form von Papers, Prosposals, Reports bis hin zum Patent beziehungsweise Patentantrag reichen.[47]

Im folgenden Abschnitt wird gezeigt wie diese zuvor erklärten Begriffe kausal zueinander stehen. Aus Abbildung 7 wird ersichtlich, dass mit steigender demografischer Diversität δ die Netzwerkheterogenität steigt $(\beta_1 > 0)$ beziehungsweise die Netzwerkdichte sinkt $(\beta_2 > 0)$. Sowohl die Heterogenität als auch die Dichte des Netzwerkes sind positiv mit der Produktivität δ verbunden $(\lambda_1 > 0$ und $\lambda_2 > 0)$, d.h. die Produktivität nimmt mit der Steigerung der Netzwerkheterogenität und -dichte zu. Die direkte Beziehung zwischen demografischer Diversität und Produktivität lässt sich als Differenz der beiden beschriebenen Kausalpfade in der Form $\delta = (\beta_1 \lambda_1) - (\beta_2 \lambda_2)$ abbilden. Auf Basis dieses Kausalmodells untersuchten Reagans und Zuckerman die folgenden zwei Hypothesen:

Hypothese 1: Je höher die Netzwerkdichte eines Teams, d.h. je häufiger der Kontakt zwischen den Teammitgliedern des Forschungs- und Entwicklungsteams, desto größer ihre Produktivität.

Hypothese 2: Je höher die Netzwerkheterogenität eines Teams, d.h. je heterogener die Dauer der Organisationszugehörigkeit, desto größer ihre Produktivität des Forschungs- und Entwicklungsteams.

4.1.2. Zugrunde liegende Netzwerktheorien

Reagans und Zuckerman analysieren in ihrer Studie das Sozialkapital von Forschungs- und Entwicklungsteams aus einer externen sowie einer internen Sicht. Dies betiteln sie auch lokale (interne) und globale (externe) Vernetzung der

---

[45] Vgl. Reagans; Zuckerman 2001, S. 515.
[46] Vgl. Reagans; Zuckerman 2001, S. 507.
[47] Eine ausführliche Auflistung entnehmen Sie bitte bei Reagans; Zuckerman 2001, S. 507 f.

Teams, welche durch lokale oder globale strukturelle Löcher gekennzeichnet sein können (siehe 2.2.2). Sie betrachten Sozialkapital als einen bedeutenden Faktor für Forschungs- und Entwicklungstätigkeiten. Der Entstehung von Sozialkapital untermauern Reagans und Zuckerman mit zwei Netzwerktheorien.

Auf der einen Seite gibt es die Theorie der strukturellen Löcher, nach welcher Akteure durch lose und lückenhafte Netzwerke Sozialkapital für sich generieren können (siehe).[48] In Bezug zum Kausalmodell und zur Darstellung der genannten Hypothesen stärkt diese den unteren Kausalpfad der Abbildung 7 sowie die Hypothese 2. Auf der anderen Seite existiert die Theorie dichter Netzwerke (engl. closure) nach Coleman.[49] Die Theorie basiert auf den engen und starken Beziehungen innerhalb eines Netzwerks. Enge Netzwerkbeziehungen bieten die Voraussetzung zur Bildung von solidem Vertrauen und Solidaritätsnormen.[50] Im Vergleich zur Theorie der strukturellen Löcher liefert die „closure"-Theorie den theoretischen Hintergrund zur Hypothese 1 und zum oberen Kausalpfad der Abbildung 7.

4.2. Methoden

Zur Testung der Hypothesen wird ein Set an Fixed-Effects-Regressionsanalysen genutzt. Regressionsanalysen untersuchen den Zusammenhang zwischen einer metrisch skalierten abhängigen Variable und einer oder mehreren unabhängigen Variablen.[51] Bei der Methode der Fixed-Effects-Regression wird für jedes Unternehmen eine Dummyvariable eingeführt, um die unbeobachtete unternehmensspezifische Heterogenität aufzufangen und somit die geschätzten Koeffizienten unverzerrt zu belassen.[52]

Die abhängige Variable repräsentiert die Teamproduktivität, welche wie folgt formalisiert wird:

$$\text{Produktivität}_k = \sum_{m=1}^{11} a_m * s_{km}$$

---

[48] Vgl. Burt 2006; S. 34 ff.
[49] Vgl. Portes 1998; S. 6.
[50] Vgl. Coleman 1994, S. 310 ff. Eine Gegenüberstellung der beiden Netzwerktheorien bietet Riemer 2007, S. 109.
[51] Vgl. Backhaus 2008, S. 51 ff.
[52] Vgl. Allison 2009, S. 6 ff.

Anhand einer Faktorenanalyse werden die elf Items des Fragenbogens zur Produktivität (siehe) auf drei *voneinander unabhängige* Faktoren reduziert. Dies ist erforderlich, da es sonst bei der Untersuchung von Wirkungszusammenhängen in Form einer Regression zu Fehlern käme.

Die Netzwerkdichte und -heterogenität stellen die beiden unabhängigen Variablen dar. Die Netzwerkdichte wird formal definiert als:

$$\text{Dichte}_k = \frac{\sum_{i=1}^{N_k} \sum_{j=1}^{N_k} z_{ijk} / \max(z_{ijk})}{N_k(N_k - 1)} \quad \text{mit } j \neq i \text{ und Dichte}_k \in [0;1] \ .$$

Die Formel für die individuelle Netzwerkheterogenität nh_{ik} wird beschrieben als:

$$nh_{ik} = 1 - \sum_{j=1}^{N_k} w_{ijk} * p_{ijk} \quad \text{mit } j \neq i \ .$$

Der Durchschnitt aller Werte der individuellen Netzwerkheterogenität eines Teams ergibt die Netzwerkheterogenität des Teams NH_k.

$$NH_k = \frac{\sum_{i=1}^{N_k} nh_{ik}}{N_k}$$

Als Kontrollvariablen werden die Diversität der Organisationszugehörigkeitsdauer, die klassifizierte Forschungsrichtung, der Wettbewerbsdruck und die Teamgröße angeführt.[53]

4.3. Ergebnisse

Aus der Korrelationsmatrix können bereits wichtige Zusammenhänge abgelesen werden. Der Wertebereich geht von [-1;1], wobei -1 einen negativen und +1 einen positiven Zusammenhang vermuten lassen.

Es ist ersichtlich, dass die Teamgröße positiv mit der Produktivität korreliert ($r=+0{,}33$ bei einer Irrtumswahrscheinlichkeit von $\alpha < 0{,}001$), d.h. größere Teams haben signifikant eine höhere Produktivität als kleinere Teams. Darüber hinaus korrelieren die Netzwerkdichte negativ ($r=-0{,}51$ bei $\alpha < 0{,}001$) und die Netzwerkheterogenität positiv ($r=+0{,}71$ bei $\alpha < 0{,}001$) mit der Teamgröße. Mit Signifikanz besitzen größere Teams somit einerseits eine geringere Dichte und andererseits eine höhere Heterogenität. Die Netzwerkheterogenität selbst zeigt

---

[53] Vgl. Reagans; Zuckerman 2001, S. 509 f.

eine negative Korrelation in Bezug auf die Netzwerkdichte (r =-0,44 bei α<0,001) auf. Keinen direkten signifikanten Zusammenhang weist die Netzwerkheterogenität bezüglich der Organisationszugehörigkeitsdauer (r=-0,07) auf. Dies liegt an der Art der Messung der Netzwerkheterogenität, denn alternative Messungen verweisen nach Reagans und Zuckerman auf eine hohe Korrelation.[54]

In Zusammenhang mit der Testung der beiden Hypothesen kann festgehalten werden, dass sowohl dichte als auch heterogene Kommunikationsbeziehungen innerhalb von Innovationsteams die Produktivität steigern. Dabei führt vor allem die Kombination aus dichten Beziehungen zwischen Teammitgliedern heterogener Organisationszugehörigkeitsdauer zu einer höheren Teamproduktivität.[55] Dies unterstreicht die beiden zugrunde gelegten Netzwerktheorien (siehe .) Heterogene Teams besitzen in Hinblick auf die Innovationstätigkeit einen erweiterten Zugang zu unterschiedlichen Informationen, Erfahrungen und Wissen, während untereinander stark vernetzte Teammitglieder einen höheren internen Wissenstransfer und effektivere Zusammenarbeit besitzen. Es ist somit eindeutig, dass heterogene Teams, die untereinander nicht ausreichend kommunizieren, ihren Ressourcenzugang für den Teamerfolg erst über die interne Vernetzung nutzen können.

5. Fazit

Die Studie von Reagans und Zuckerman zeigt, dass soziale Netzwerke in Form von Kommunikationsbeziehungen einen bedeutenden Einfluss auf die Teamproduktivität nehmen. Die SNA verkörpert hierbei eine strukturelle Analyse sozialer Beziehungen und stellt ein Instrument zur Erfassung sozialer Ressourcen und sozialen Kapitals dar. Ergänzend verweist das Beispiel des Case Managers auf die Effektivität von Beratungsnetzwerken. Diese beiden Beispiele spiegeln die große Bedeutung sozialer Netzwerke als Kommunikations-, Beratungs- und Kontaktnetzwerke aufgrund des limitierten Betrachtungsfeldes nur in Auszügen wider.

Zusammenfassend bietet die soziale Netzwerkanalyse einerseits als Theorieperspektive auf soziale Beziehungen und andererseits als Methode zur Beschreibung und Analyse sozialer Netzwerke in Form eines Sets formaler

---

[54] Vgl. Reagans; Zuckerman 2001, S. 515.
[55] Vgl. Reagans; Zuckerman 2001, S. 512.

Verfahren eine grundlegende Forschungsbasis. Sie bildet dabei eine wichtige Methode, um dem Forschungsbedarf bezüglich der Untersuchung sozialer Netzwerke als Einfluss- und Erfolgsfaktoren gerecht zu werden.

Als strukturelle Analyse von Netzwerken stellt die soziale Netzwerkanalyse die Basis für die Beantwortung weiterer Fragen in Hinblick auf Gestaltung, Nutzung und Management sozialer Netzwerke dar.[56] Durch ihren interdisziplinär verwendbaren Ansatz dient die SNA der Untersuchung verschiedener Netzwerke in unterschiedlichen Forschungsdisziplinen und beinhaltet ein großes theoretisches Potential in unterschiedlichsten Forschungsrichtungen.

Betrachtet man das deutsche Gesundheitswesen, welches sich wie andere gesellschaftliche Teilsysteme zu einem Policy-Netzwerk formiert hat, wird ersichtlich welche Rolle die Vernetzung der verschiedenen Marktpartner für den jetzigen und zukünftigen Wettbewerb und Erfolg jedes einzelnen Akteurs einnimmt. Dabei handelt es sich um strategische Fragestellungen beispielsweise in den Bereichen der Kooperationen, Lieferantenbeziehungen oder Netzwerkpartnerschaften. Im Vordergrund stehen in diesem Zusammenhang Form und Ausgestaltung von Netzwerken in Hinblick auf Netzwerkgröße, Bindungsintensität und Rollenverteilung. Hier zeigt sich, dass die Suche und Auswahl von Netzwerkpartnern sowie die Gestaltung dieser Beziehungen vor dem Hintergrund des steigenden Wettbewerbsdrucks eine besondere Herausforderung für die Akteure im Gesundheitswesen darstellen. Damit wird die soziale Netzwerkanalyse auch in diesem Bereich stark an Bedeutung gewinnen.

---

[56] Vgl. Jansen 2007, S. 21 ff.

Adler, Paul S.; Kwon, Seok-Woo; Social capital: Prospects for a new concept; in: The Academy of Management Review; vol. 27; 2002; S 17-40.

Allison, Paul D.; Fixed effects regression models; Sage, London; 2009.

Backhaus et al.; Multivariate Analysemethoden; 12. Auflage; Springer, Berlin; 2008.

Brinkmann, Volker; Sozialökonomische Funktionen und Systemfragen des Case Managements; in: Case Management; Hrsg.: Brinkmann, Volker; 2006; 3-20.

Burt, Ronald S.; Brokerage and closure; Oxford University Press, Oxford; 2005.

Burt, Ronald S.; Structural holes versus network closure as social capital; in: Social capital: Theory and research; Hrsg. Burt, Ronald S.; Cook, Karen S.; Lin, Nan; Aldine Transaction; New York; 2006; S. 31-56.

Burt, Ronald S.; Structural holes: The social structure of competition; Harvard University Press, Cambridge; 1992.

Coleman, James S.; Foundations of social theory; Belknap Press of Harvard University, Cambridge, Mass.;1994.

Diestel, Reinhard; Graph theory; Dritte Auflage; Springer, Berlin; 2006.

Ewers, Michael; Schaeffer Doris; Einleitung: Case Management als Innovation im bundesdeutschen Sozial- und Gesundheitswesen; in: Case Management in Theorie und Praxis; Hrsg.: Ewers, Michael; Schaeffer Doris; Huber Bern; 2000; S. 7-27.

Fuchs, Manfred; Sozialkapital, Vertrauen und Wissenstransfer in Unternehmen; Deutscher Universitäts-Verlag, Wiesbaden; 2006.

Gabbay, Shaul M.; Leenders, Roger Th.; Social capital of organizations: From social structure to the management of corporate social capital; Hrsg.: Gabbay, Shaul M.; Leenders, Roger Th.; Social capital of organizations; Elsevier Science Ltd., Oxford; 2001; S. 1-20.

Granovetter, Mark S.; The strength of weak ties; in: The American Journal of Sociology; vol. 78; 1973; S. 1360-1380.

Haas, Jessica; Mützel, Sophia; Netzwerkanalyse und Netzwerktheorie in Deutschland. Eine empirische Übersicht und theoretische Entwicklungspotentiale; in: Netzwerkanalyse und Netzwerktheorie; Hrsg.: Stegbauer; VS Verlag für Sozialwissenschaften, Wiesbaden; 2008; S. 49-62.

Henning, Marina; Die soziale Netzwerkanalyse – Einflussfaktoren und Bedeutung; in: Angewandte soziale Netzwerkanalyse; Hrsg.: Henning; Verlag Dr. Kovac, Hamburg; 2006; S.7-33.

Jansen, Dorothea; Einführung in die Netzwerkanalyse; Dritte Auflage; VS Verlag für Sozialwissenschaften, Wiesbaden; 2006.

Jansen, Dorothea; Theoriekonzepte in der Analyse sozialer Netzwerke; FÖV, Speyer; 2007.

Jungnickel, Dieter; Graphs, networks and algorithms; Springer, Berlin. 2008.

Klug, Wolfgang; Case Management im US-amerikanischen Kontext; in: Case Management - Fall- und Systemsteuerung in Theorie und Praxis; Hrsg. Löcherbach, Peter; Klug, Wolfgang; Remmel-Fassbender, Ruth; Wendt, Wolf-Rainer; Luchterhand, Neuwied; 2002; 37-62.

Knoke, David; Yang, Song; Social network analysis; Zweite Auflage; Sage, California; 2008.

Krackhardt, David; The ties that torture: Simmelian tie analysis in organizations; in: Research in the Sociology of Organizations; vol. 16; 1999; S. 183-210.

Marsden, Peter V.; Network data and measurement; in: Annual Review of Sociology; vol. 16; 1990; S. 435-463.

Moxley, David P.; The practice of case management; Sage, Newbury Park; 1989.

Pelled, Lisa Hope; Demographic diversity, conflict, and work group outcomes: An intervening process theory; in: Organization Science; vol. 7, 1996; S. 615-631.

Pfeffer, Jürgen; Visualisierung sozialer Netzwerke; in: Netzwerkanalyse und Netzwerktheorie; Hrsg.: Stegbauer; VS Verlag für Sozialwissenschaften, Wiesbaden; 2008; S. 227-238.

Portes, Alejandro; Social capital: Its origins and applications in modern sociology; in: Annual Review of Sociology; vol. 24; 1998; S. 1-24.

Reagans, Ray; Zuckerman, Ezra W.; Networks, diversity and productivity: The social capital of corporate R&D teams; in: Organization Science; vol. 12; 2001; S. 502-517.

Riemer, Kai; Sozialkapital und Kooperation; Mohr Siebeck, Tübingen Jahr; 2005.

Schenk, Michael; Die ego-zentrierten Netzwerke von Meinungsbildnern; in: KZfSS, vol. 2; 1993; S. 254-269.

Scott, John; Social network analysis; Zweite Auflage; Sage, London; 2000.

Shenhav, Yehouda; Expected managerial careers within growing and declining R&D establishments; in: Work and Occupations; vol. 18; 1991; S. 46-71.

Trappman, Mark; Hummel, Hans J.; Sodeur, Wolfgang; Strukturanalyse sozialer Netzwerke; VS Verlag für Sozialwissenschaften, Wiesbaden; 2005.

Wasserman, Stanley; Faust, Katherine; Social network analysis; Cambridge University Press, Cambridge; 1994.

Weber, Christiana; Wissenswerte durch Unternehmensnetzwerke; Gabler, Wiesbaden; 2008.

Wegener, Bernd; Job mobility and social ties: Social resources, prior job, and status attainment; in: American Sociological Review; vol. 56; 1991; S. 60-71.

Wendt, Wolf-Rainer; Case Management - Stand und Positionen in der Bundesrepublik; in: Case Management - Fall- und Systemsteuerung in Theorie und Praxis; Hrsg. Löcherbach, Peter; Klug, Wolfgang; Remmel-Fassbender, Ruth; Wendt, Wolf-Rainer; Luchterhand, Neuwied; 2002; 13-36.

Wendt, Wolf-Rainer; Unterstützung fallweise. Case Management in der Sozialarbeit; Zweite Auflage; Lambertus, Freiburg i. Br.; 1995.

Weyer, Johannes; Soziale Netzwerke; Oldenbourg Wissenschaftsverlag, München; 2000.

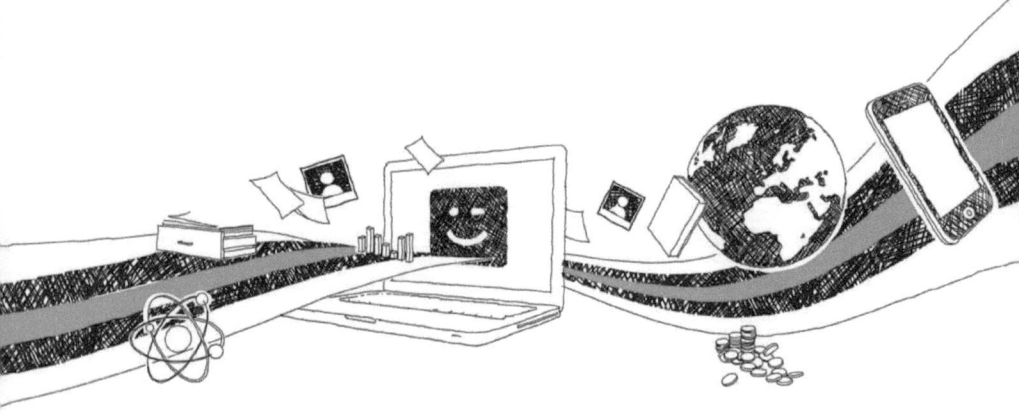
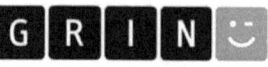